BEI GRIN MACHT SICH IHR WISSEN BEZAHLT

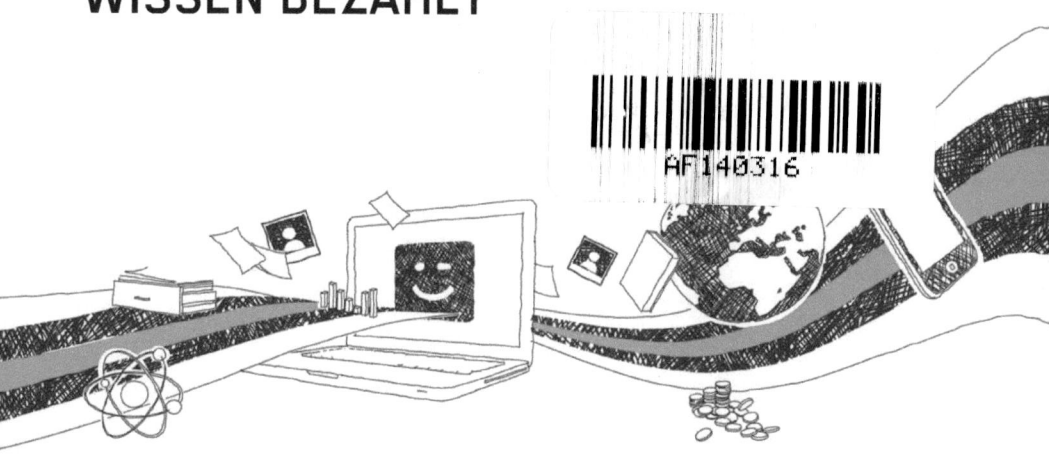

- Wir veröffentlichen Ihre Hausarbeit,
  Bachelor- und Masterarbeit

- Ihr eigenes eBook und Buch -
  weltweit in allen wichtigen Shops

- Verdienen Sie an jedem Verkauf

Jetzt bei www.GRIN.com hochladen und kostenlos publizieren

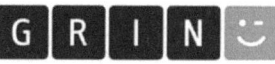

Bibliografische Information der Deutschen Nationalbibliothek:

Die Deutsche Bibliothek verzeichnet diese Publikation in der Deutschen National-bibliografie; detaillierte bibliografische Daten sind im Internet über http://dnb.d-nb.de/ abrufbar.

Dieses Werk sowie alle darin enthaltenen einzelnen Beiträge und Abbildungen sind urheberrechtlich geschützt. Jede Verwertung, die nicht ausdrücklich vom Urheberrechtsschutz zugelassen ist, bedarf der vorherigen Zustimmung des Verla-ges. Das gilt insbesondere für Vervielfältigungen, Bearbeitungen, Übersetzungen, Mikroverfilmungen, Auswertungen durch Datenbanken und für die Einspeicherung und Verarbeitung in elektronische Systeme. Alle Rechte, auch die des auszugsweisen Nachdrucks, der fotomechanischen Wiedergabe (einschließlich Mikrokopie) sowie der Auswertung durch Datenbanken oder ähnliche Einrichtungen, vorbehalten.

Impressum:

Copyright © 2018 GRIN Verlag
Druck und Bindung: Books on Demand GmbH, Norderstedt Germany
ISBN: 9783668992139

Dieses Buch bei GRIN:

https://www.grin.com/document/493049

Mara Sailer

Psychologie des Gesundheitsverhaltens. Selbstwirksamkeitserwartung im gesundheitspsychologischen Handlungsfeld

GRIN Verlag

GRIN - Your knowledge has value

Der GRIN Verlag publiziert seit 1998 wissenschaftliche Arbeiten von Studenten, Hochschullehrern und anderen Akademikern als eBook und gedrucktes Buch. Die Verlagswebsite www.grin.com ist die ideale Plattform zur Veröffentlichung von Hausarbeiten, Abschlussarbeiten, wissenschaftlichen Aufsätzen, Dissertationen und Fachbüchern.

Deutsche Hochschule für

Prävention und Gesundheitsmanagement

Hermann Neuberger Sportschule 3

66123 Saarbrücken

Einsendeaufgabe

Fachmodul:	Psychologie des Gesundheitsverhaltens
Studiengang:	Bachelor Gesundheitsmanagement
Datum **Präsenzphase**	**08.04. - 10.04. 2019**
Name, Vorname:	Sailer, Mara
Studienort:	**Berlin**
Semester:	**WS 2018**

Inhaltsverzeichnis

1 Selbstwirksamkeitserwartung

1.1 Definition

Die Selbstwirksamkeitserwartung oder auch Kompetenzerwartung einer Person meint „die subjektive Gewissheit, neue oder schwierige Anforderungssituationen aufgrund eigener Kompetenz bewältigen zu können" (Schwarzer, 2004, S. 12). Diese Erwartung wird geprägt von den persönlichen Handlungsstrategien, über die eine Person verfügt oder nicht verfügt. Sie ist abhängig von den täglichen Leistungen, den Beobachtungen der Taten anderer, den persönlichen Überzeugungen und der Beobachtung der eigenen Emotionen beim Denken oder Heranwagen an eine Aufgabe. Die Art wie ein Mensch Barrieren interpretiert, hat maßgebliche Bedeutung für die Leistungsfähigkeit. Die Selbstwirksamkeitserwartung beeinflusst die Wahrnehmung, Motivation und Leistung eines Menschen. Damit bildet die Selbstwirksamkeit eine wichtige persönliche Ressource bei schwierigen Anforderungen, Konflikten und Belastungen (Schwarzer & Jerusalem, 2002, S. 28-53). Eine Person ist höchstwahrscheinlich weniger gewillt, sich einer Aufgabe zu stellen, wenn sie nicht erwartet, den Anforderungen gerecht werden zu können. Im Gegensatz dazu ist die Motivation meist höher, wenn die Person überzeugt ist, dass die eigenen Fähigkeiten zur Bewältigung der Aufgabe genügen.

1.2 Erprobung der SSA-Skala (Selbstwirksamtkeit zur sportlichen Aktivität)

Die folgende Tabelle stellt die Ergebnisse einer Erprobung der Skala zur Selbstwirksamtkeit zur sportlichen Aktivität (SSA-Skala) nach Fuchs und Schwarzer (1994) an fünf Personen dar. Befragt wurden Fitnessstudiobesucher des TheosGym in Eberswalde, die sich am 11. April 2019 nach ihrem Training an der Theke aufhielten.

Die Skala setzt sich aus den Werten aus 12 Fragen zusammen. Einzuschätzen galt, wie sicher sich derjenige/ diejenige ist, eine geplante Sportaktivität auch unter verschiedenen Rahmenbedingungen noch ausüben zu können. Die Summe der Antworten auf der 6-stufigen Antwortskala aller Fragen ergab die in Abbildung 1 dargestellte Punktzahl (Fuchs & Schwarzer, 1994). Höchst zu erreichende Punktzahl auf der SSA-Skala sind 84 Punkte.

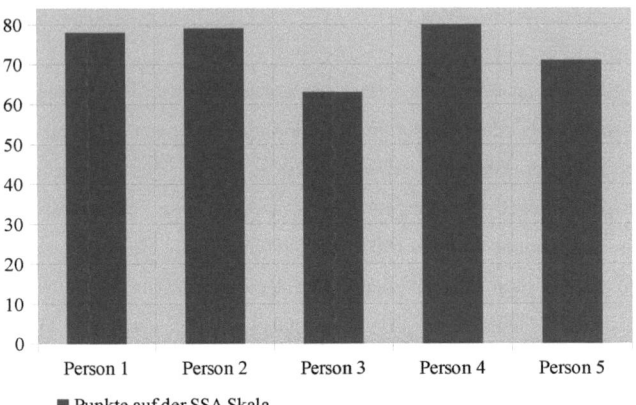

Selbstwirksamkeitserwartung laut SSA Skala

80					
70					
60					
50					
40					
30					
20					
10					
0	Person 1	Person 2	Person 3	Person 4	Person 5

■ Punkte auf der SSA Skala

Abb. 1: Selbstwirksamkeitserwartung laut SSA-Skala

Fünf Personen beantworteten den Fragebogen zur Selbstwirksamkeit zur sportlichen Aktivität. Person 1 erreichte 78 Punkte, Person 2 79, Person 3 63, Person 4 80 und Person 5 71 Punkte auf der SSA-Skala. Damit hat Person 3 die geringste Punktzahl der Befragten, Person 4 hingegen die höchste. Die durchschnittliche Punktzahl aller beträgt 74,2. Insgesamt liegen alle Ergebnisse nah beieinander. Die Abweichung zwischen den Punkten von Person 3 und 4 und damit die höchste Abweichung beträgt 17 Punkte.

Bei der Interpretation der Ergebnisse der SSA-Skala ist zu beachten, dass es sich um subjektive Einschätzungen aus dem Moment der Befragung handelt. Im Moment der Befragung befanden sich alle Personen im Fitnessstudio nachdem sie ihr Training bereits abgeschlossen hatten. Das bedeutet, sie haben ihre sportliche Aktivität bereits ausführen können. Es liegt nahe zu vermuten, dass diese Rahmenbedingung Einfluss auf die Einschätzung hatte. Ein aussagekräftigeres Ergebnis könnte man womöglich erzielen, in dem man die Befragten über einen Zeitraum, den Fragebogen mehrmals in verschiedenen Situationen, zu verschiedenen Tageszeiten ausfüllen ließe. Um eine wissenschaftliche Aussage aus den Daten ableiten zu können, müssten sie randomisierbar sein.

1.3 Tabellarische Darstellung wissenschaftlicher Studien

Die Folgende Tabelle vergleicht zwei wissenschaftliche Studien, die die Auswirkungen der Selbstwirksamkeitserwartungen bei Patientengruppe hinsichtlich Fragestellung(en), Stichprobe, Materialien/ Test, Untersuchungsdesign und Hauptergebnissen erforschten. Verglichen wird die Studie „Der Einfluss von Ergebnis- und Selbstwirksamkeitserwartungen auf die Ergebnisse einer Rehabilitation nach Hüftgelenkersatz" (Dohnke, Müller-Fahrnow und Knäuper, 2006) mit der Studie „Selbstwirksamkeitserwartungen und Therapieerfolge bei Patienten mit anhaltender somatoformer Schmerzstörung (ICD-10: F45.4)" (Schneider & Rief, 2007).

Tab. 1: Vergleich zweier Studien

	Dohnke, Müller-Fahrnow und Knäuper (2006)	Schneider & Rief (2007)
Fragestellung (en)	Sind die Reha-Ergebnisse besser, je positiver die Ergebniserwartungen und höher die Selbstwirksamkeitserwartungen zu Reha-Beginn waren? Sind die Ergebniserwartungen um so besser und die Selbstwirksamkeitserwartungen um so höher, je besser der körperliche Gesundheitszustand und je höher das emotionale Wohlbefinden? Sind die Ergebnis- und Selbstwirksamkeitserwartungen höher, wenn behandlungsbezogene Erfahrungen vorliegen als wenn keine solche Erfahrungen vorliegen?	Nehmen die Selbstwirksamkeitserwartungen bei Patienten mit Somatoformer Schmerzstörung bei Verbesserungen der Schmerzbewältigungsstrategien, Abnahme ihrer schmerzbedingten Beeinträchtigung, Abnahme ihrer allgemeinpsychischen Beeinträchtigung und/ oder erlebten Therapieerfolgen zu? Wenn ja, ist der Einfluss jeweils direkt oder indirekt? Welchen relativen Beitrag leisten Erfolge in diesen Bereichen?
Stichprobe	• in 13 orthopädischen Reha-Kliniken durchgeführt • N=1065 Patienten 60% Frauen, Durchschnittsalter: 64.58 Jahre • 92% der Patienten: Hauptdiagnose Hüftarthrose • Beginn Reha-Maßnahme durchschnittlich 21.56 Tage nach der Operation, dauerte im Mittel 22.64 Tage	• N=319 Patienten konsekutiv aufgenommene Patienten der Edertal Klinik, die zwischen April 2002 und Juli 2003 eine stationäre psychosomatische Rehabilitation erhielten, mit Hauptdiagnose: ‚Anhaltende somatoforme Schmerzstörung' (Hauptdiagnose des ärztlichen Entlassungsberichtes nach ICD-10: F45.4) • bei Aufnahme: hiervon N = 316 Patienten (99,1%) und bei Entlassung N = 298 Patienten (93,4%)
Materialien/ Test	• Schmerzen: 11-stufige numerische Ratingskalen • Einschränkungen bei der Ausführung von 8 ver-	• Aachener Selbstwirksamkeitsfragebogen (ASF Wälte & Kröger, 2000) • Fragebogen zur Erfassung der

	Dohnke, Müller-Fahrnow und Knäuper (2006)	Schneider & Rief (2007)
	schiedenen Aktivitäten des täglichen Lebens: Antwortskalen 3- bis 5-stufig → 8 Beurteilungen dichotomisiert → Skala eingeschränkter ADL Funktionen • Behandlungsergebniserwartungen: analog zu Beschwerden zu Reha-Beginn → Mittelwertskala schmerzbezogener Ergebniserwartungen, Summenskala ADL-bezogener Ergebniserwartungen • Selbstwirksamkeitserwartungen: Liste von 9 beschwerdebezogenen Verhaltensweisen, 4-stufige Antwortskala, analog dazu schmerzbezogene Selbstwirksamkeitserwartungen (als Einzelitem), ADL-bezogene Selbstwirksamkeitserwartungen (8-Item-Mittelwertskala) • Depressivität: Kurzform der Allgemeinen Depressionsskala (15 Aussagen, 4-stufige Antwortskala) • körperlicher Gesundheitszustand: aktiver Beugungsgrad des operierten Hüftgelenks, Vorliegen funktioneller Einschränkungen am nicht-operierten Hüftgelenk, Anzahl an Nebendiagnosen • behandlungsbezogene Erfahrungen: direkte Erfahrung über Angabe einer vorherigen Reha-Teilnahme, symbolische Erfahrungen (Frage nach Operationsaufklärung, 11-stufige numerische Ratingskala)	Schmerzverarbeitung (FESV Geissner, 2001) • Pain Disability Index (PDI Dillmann et al., 1994) • Allgemeine Depressionsskala (ADS Hatzinger & Bailer, 1992) • Interaktions-Angstfrageboden (IAF Becker 1997) • Erfolgsratings (Schmerzarbeitskreis Edertal Klinik, 1998)
Untersu-chungs-design	• multizentrische Längsschnittstudie zur Rehabilitation nach Hüftgelenkersatz • prospektive Beobachtungsstudie • 3 Befragungszeitpunkte: bei Reha-Beginn (T1), am Reha-Ende (T2) und sechs Monate nach Entlassung (T3) • Untersuchung bezieht sich auf folgende Angaben der ersten beiden Befragungszeitpunkte: Alter und Geschlecht, Schmerzen und eingeschränkte ADL-Funktionen (beide T1 und T2), Ergebnis- und Selbstwirksamkeitserwartungen (beide T1), Depressivität und behandlungsbezogene Erfahrungen, Arztangaben zum körperlichen Gesundheitszustand (alle T1)	• Längsschnittanalyse • 2 Befragungszeitpunkte (bei Aufnahme und bei Entlassung) • Feldstudie
Haupter-gebnisse	Das Ausmaß der Ergebniserwartungen wird entscheidend durch die Höhe der Selbstwirksamkeitserwartungen beeinflusst: Patienten, die überzeugt waren, ihre Beschwerden verringern zu können, schienen auch (deshalb) bessere Ergebnisse zu erwarten.	Verbesserungen der Schmerzbewältigungsstrategien, Reduktion der schmerzbedingten und allgemeinpsychischen Beeinträchtigung sowie ‚direkt' erlebte und erfragte Therapieerfolge tragen über direkte Effekte zu einer Stei-

Dohnke, Müller-Fahrnow und Knäuper (2006)	Schneider & Rief (2007)
Den größten Einfluss hatten die aktuellen körperlichen Beschwerden: Je geringere Schmerzen oder weniger eingeschränkte ADL-Funktionen die Patienten zu Reha-Beginn angaben, desto stärker waren sie von ihrer Selbstwirksamkeit überzeugt bzw. desto weniger Beschwerden erwarteten sie (auch) für das Reha-Ende.	gerung der Selbstwirksamkeitserwartungen bei.
Das emotionale Wohlbefinden trug wesentlich zur Erklärung der Höhe der Selbstwirksamkeitserwartungen bei: je geringer die Depressivitätswerte waren, desto höher die wahrgenommene Selbstwirksamkeit.	Es zeigte sich weiterhin, dass die erfolgreiche Reduktion der schmerzbedingten und allgemeinpsychischen Beeinträchtigung die stärksten direkten Effekte hat, die Verbesserung der Schmerzbewältigungsstrategien über die Verbesserung der Beeinträchtigung den stärksten Gesamteffekt.
Behandlungsbezogene Erfahrungen hatten nur einen geringen Einfluss auf das Ausmaß beider Erwartungstypen. Die selbstbeurteilte Qualität der Aufklärung über Auswirkungen der Operation auf den Alltag war hypothesenkonform mit hohen Selbstwirksamkeitserwartungen jedoch mit geringen ADL-bezogenen Ergebniserwartungen assoziiert.	

Sowohl die Studie von Dohnke, Müller-Fahrnow und Knäuper (Studie 1) als auch die Studie von Schneider und Rief (Studie 2) befassten sich mit der Bedeutung der Selbstwirksamkeitserwartung in Bezug auf Therapieergebnisse. Studie 1 thematisiert Patienten mit Hüftgelenkersatz, Studie 2 Patienten mit somatoformer Schmerzstörung, die eine psychosomatische Rehabilitation erhielten. Bei Studie 1 handelt es sich um eine prospektive Beobachtungsstudie mit einer Stichprobe von 1065 ausgewählten Personen. Studie 2 ist eine Feldstudie, bei die Stichprobe aus 319 Personen, die in einem bestimmten Zeitraum in der Edertal Klinik behandelt wurden. Bei dieser relativ geringen Anzahl an Personen kann eine Verfälschung der Ergebnisse durch einzelne Extremfälle nicht ausgeschlossen werden. Die Stichprobe in Studie 1 dagegen ist in dieser Hinsicht aussagekräftiger, da die Anzahl an Personen ein realistischeres Bild darstellt, Ausreißer können hier besser ausgeglichen werden. Auch wurden in Studie 1 Personen aus mehreren Kliniken befragt. Anzumerken ist aber, dass in Studie 1 zu drei Zeitpunkten die Befragung durchgeführt wurde, jedoch nur die Ergebnisse aus zwei Zeitpunkten für die Ergebnisse verwendet wurden. Beide Studien kommen zu dem Ergebnis, dass eine hohe Selbstwirksamkeitserwartung einen positiven Einfluss auf Behandlungsergebnisse hat.

2 Literaturrecherche zum gesundheitspsychologischen Handlungsfeld: körperliche Aktivität

2.1 Definition

Der Begriff „körperliche Aktivität" (physical activity) ist definiert als eine körperliche Bewegung, die durch die Kontraktion der Skelettmuskulatur hervorgerufen wird, wodurch der Energieverbrauch über den Grundumsatz angehoben wird (U.S. Department of Health and Human Services, 1996, S. 20).

2.2 Theoretische Grundlagen

Körperliche Aktivität kann auf verschiedene Arten, unter anderem nach Art, Intensität und Zweck kategorisiert werden. Die Begrifflichkeiten „Sport" und körperliche Aktivität werden oft synonym verwendet, sind jedoch klar abzugrenzen. Körperliche Aktivität ist der Oberbegriff. Sport als Untergruppe hingegen meint eine Aktivität, die geplant, strukturiert, repetitiv und zweckmäßig ist. Ziel dessen ist beispielsweise die Aufrechterhaltung oder Verbesserung der Gesundheit oder der körperlichen Fitness. Die körperliche Fitness beschreibt das Vermögen, leistungsfähig zu sein und Belastungen ohne übermäßige Ermüdung standzuhalten. Körperliche Fitness umfasst demnach die Verbesserung der kardiorespiratorischen Ausdauer, der Skelettmuskulaturausdauer, -stärke und -kraft, der Geschwindigkeit, der Flexibilität, der Beweglichkeit, des Gleichgewichts, der Reaktionszeit und der Körperzusammensetzung (U.S. Department of Health and Human Services, 1996, S. 20). In einem weiten Begriffsverständnis ist Fitness als die Fähigkeit des Menschen zur Bewältigung der vielfältigen physischen, psychischen und sozialen Anforderungen zu verstehen und damit sehr nah an der Definition von Gesundheit (Baumann, 1996). Diese Unterscheidung ist bei der Messung der körperlichen Aktivität in der Bevölkerung sowie bei der Bestimmung von Zielen und Empfehlungen der Prävention und Gesundheitsförderung von Bedeutung.

2.3 Entstehung

Dass körperliche Bewegung zu positiven Gesundheitsergebnissen führt, ist kein neuer Gedanke. Bereits Hippokrates (460-377 v. Chr.) empfahl: „Alle Teile des Körpers, die zu einer Funktion bestimmt sind, bleiben gesund, wachsen und haben ein gutes Alter, wenn sie mit Maß gebraucht werden. Wenn man sie aber nicht braucht, neigen sie eher zu Krankheiten, nehmen nicht zu und altern vorzeitig" (Hippokrates: de articulis reponendis 56, vgl. Muri, 1962, S. 361). Auch Galen v. Pergamon (129-199) van Swieten (1700-1772) und Hufeland (1762-1836) betonten unter anderem die Wichtigkeit von Bewegung (Lehr, 1979).

2.4 Überblick über aktuelle Daten und Zahlen

Die Epidemiologie untersucht die körperliche Aktivität sowohl als Ursache als auch als Wirkung im Spannungsfeld von Gesundheit und Krankheit (Strath et al. 2013).

Laut einer Statista Online-Umfrage (2017) gaben 32% der Befragten an, mehrmals pro Woche Sport zu treiben, 24% sagten aus, einmal die Woche sportlich aktiv zu sein, jedoch wählten 14% die Antwortmöglichkeit „Nie" aus. Eine weitere Statistik zeigt die Ergebnisse einer Umfrage zur Motivation Sport zu treiben in Deutschland (Statista, 2018). 66% der Befragten gaben an, Sport zu treiben um Gutes für ihre Gesundheit zu tun. Den bereits sportlich Aktiven ist der gesundheitliche Aspekt scheinbar zu großem Teil bekannt und wichtig. Eine Umfrage aus dem Jahr 2016 ermittelte die Gründe, die Menschen davon abhalten, sportlich aktiv zu werden. 45% gaben an, sich nicht aufraffen zu können und 31% nannten gesundheitliche Einschränkungen als Grund (Statista). Laut Gesundheitsberichterstattung des Bundes (2015) treiben mehr als drei Viertel der Kinder und Jugendlichen Sport. Ungefähr zwei Drittel der Erwachsenen sind zumindest gelegentlich sportlich aktiv. Die Bewegungsempfehlungen der WHO erfüllen jedoch nur etwa zwei Fünftel der Erwachsenen und ungefähr ein Viertel der Minderjährigen. Weiterhin sind Personen mit niedrigem sozioökonomischen Status seltener sportlich aktiv als Menschen mit hohem Status. Im Vergleich ist der Anteil sportlich inaktiver Personen bei Älteren deutlich höher als bei Jüngeren. Die Aktivität bei älteren Menschen ist seit 1998 deutlich gestiegen (Robert Koch-Institut, 2015).

Zwar kann keine körperliche Aktivität den biologischen Alterungsprozess aufhalten, es gibt aber Anzeichen, dass regelmäßige Bewegung die physiologischen Auswirkungen einer sonst sitzenden Lebensweise minimieren und die Lebenserwartung erhöhen können. Weiterhin existieren Hinweise auf psychologische und kognitive Wirkungen (Chodzko-Zajko et al, 2009). Körperliche Inaktivität oder Bewegungsmangel sind dagegen als Risikofaktor für kardiovaskuläre Erkrankungen anerkannt. Studien zu Bewegungsmangel wie die „A 30-Year Follow-Up of the Dallas Bed Rest and Training Study" aus dem Jahr 2001 (McGuire et al.) belegen die negativen Konsequenzen. 3 Wochen Bettruhe hatten tiefgreifenderen Einfluss auf die körperliche Arbeitsfähigkeit als drei Jahrzehnte des Alterns.

2.5 Präventions- und Interventionsprogramme zur Reduktion von Gesundheitsrisiken

Die World Health Organisation (WHO) statuierte im Jahr 2006: „Die Gesellschaft ist dafür verantwortlich, Bedingungen zu schaffen, die das aktive Leben fördern und erleichtern. Im 21. Jahrhundert sollte die Förderung gesunder Bewegung als Notwendigkeit begriffen werden, nicht als Luxus."

Um das Gesundheitsrisiko von körperlicher Inaktivität zu reduzieren gibt es ein breites Spektrum an Interventionsansätzen: Angebote für Einzelpersonen, Programme für Familien und Gruppen, Kampagnen für die gesamte Bevölkerung. Hierbei unterscheiden sich die Maßnahmen in verhaltens- und verhältnispräventive Ansätze. Häufig setzen diese bei Kindern und Jugendlichen an, zunehmend aber auch bei Personen über 60 Jahre und Fachkräften. Der Fokus liegt auf Information, Motivation, Aktivierung, Übung und Beratung (Jordan, Weiß, Krug und Mensink, 2012). Laut dem Bundesministerium für Ernährung und Landwirtschaft (BMEL) und dem Bundesministerium für Gesundheit (BMG) lauten die Ziele des nationalen Aktionsplans (2014): Das Bewegungsverhalten soll nachhaltig verbessert werden. Dadurch sollen Erwachsene gesünder leben, Kinder gesünder aufwachsen und von einer höheren Lebensqualität und Leistungsfähigkeit profitieren. Außerdem sollen die durch einen ungesunden Lebensstil mit Bewegungsmangel verursachten Krankheiten eingedämmt werden.

2.6 Konsequenzen für eine gesundheitsorientierte Beratung

Laut dem Nationalen Aktionsplan zur Prävention von Fehlernährung, Bewegungsmangel, Übergewicht und damit zusammenhängenden Krankheiten (BMEL & BMG, 2014) sollen die Qualifikationen von Anbietern der Aufklärung und Informationsvermittlung verbessert werden. Gesundheitspsychologische Erkenntnisse wie das Wissen über Selbstwirksamkeitserwartung, Konsequenzerwartung, subjektive Risikowahrnehmung und die Motivlage der körperlich wenig Aktiven sollen in die Beratung einfließen (Jordan, Weiß, Krug und Mensink, 2012). In der Praxis der gesundheitsorientierten Beratung scheint es chancenreich, Interventionen mithilfe der Modelle zur Verhaltensänderung zu erstellen. Eine Untersuchung zur körperlichen Aktivität im betrieblichen Kontext (Fleig et al., 2010) zeigte, dass eine HAPA-basierte (Health Action Process Modell), stadien-passende Intervention in Bezug auf eine Verhaltensänderung effektiver ist als eine Standardmaßnahme. Sinn der Beratung ist (meist) nicht, Menschen zu sportlichen Höchstleistungen zu bringen, sondern die körperliche Aktivität in gesundem Maß in ihren Alltag zu integrieren.

3 Beratungsgespräch am Fallbeispiel Frau M.

3.1 Einordnung in das HAPA Modell

3.1 .1 Das HAPA-Modell (Health Action Process Approach)

Zur Beschreibung der Prozesse einer Verhaltensänderung gibt es verschiedene Modelle des Gesundheitsverhaltens. Eines ist das sozialkognitive Prozessmodell nach Schwarzer (2004, S. 91-92), auch genannt HAPA-Modell (Health Action Process Approach).

Laut diesem Modell umfasst der Prozess der Verhaltensänderung mindestens 2 Phasen, eine motivationale und eine volitionale Phase. Die Motivationsphase beschreibt den Weg der Intentionsbildung. Eine Person bildet die Absicht, eine bestimmte Verhaltensänderung vorzunehmen. Sie wird dabei beeinflusst durch folgende Kognitionen: die Risikowahrnehmung, die Handlungs-Ergebnis-Erwartung und die Selbstwirksamkeitserwartung. Erst mit einer konkreten Zielsetzung wechseln Menschen in die volitionale Phase. Das heißt, ein Grundprinzip des Modells ist: Erst, wenn eine Stufe durchlaufen wurde, kann die nächste erreicht werden. Mit dem Treffen einer Entscheidung endet die erste Phase und die zweite beginnt (Lippke & Schüz, 2018, S. 6-7).

Die Volitionsphase ist die Phase der Handlung, der Umsetzung des neuen Verhaltens (Schwarzer & Fleig, 2014, S. 338). Hierzu zählen auch die postintentionalen Stufen der Handlungsplanung, des Handlungsbeginns, der Handlungskontrolle und der Handlungsbewertung. Auch hier nimmt die Selbstwirksamkeitserwartung maßgeblichen Einfluss. Situative Barrieren und Ressourcen wirken sich auf die Handlung aus. Dazu zählt unter anderem, ob und in welcher Form sozialer Rückhalt gegeben ist (Lippke & Schüz, 2018, S. 6-7). In der folgenden Abbildung wird das HAPA-Modell schematisch dargestellt.

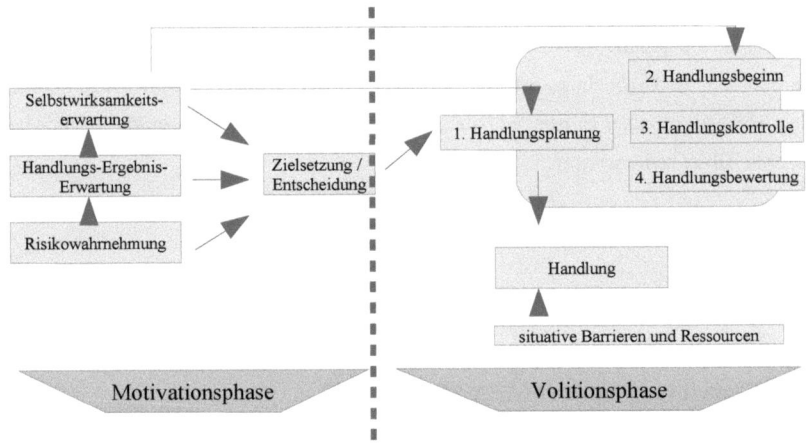

Abb. 2: Das HAPA-Modell (Health Action Process Approach) (modifiziert nach Schwarzer, 2004, S. 91)

3.1 .2 Einordnung des Fallbeispiels und gesundheitspsychologische Ziele der Beratung

Frau M. (30) ist hat online einen Termin im Fitnessstudio vereinbart. Sie widmete sich die letzten Jahre hauptsächlich ihrer Familie und hat in dieser Zeit zugenommen. Sie wiegt 88kg bei einer Körpergröße von 172cm. Sie isst unregelmäßig und unausgewogen. Laut persönlicher Angabe ist sie mit ihrer Figur unzufrieden, möchte schon seit Jahren ihr Gewicht reduzieren, findet jedoch keine Zeit.

Sie befindet sich demnach in der Motivationsphase des HAPA-Modells. Frau M. ist dabei, eine Intention zu bilden, sie hat jedoch noch kein klares Ziel formuliert. Daraus ergeben sich folgende gesundheitspsychologische Ziele, die im Verlauf der Beratung erreicht werden sollen:

Um das finale Ziel der Verhaltensänderung zu erreichen, muss Frau M. zuerst die motivationale Phase vollständig durchlaufen und schließlich eine Entscheidung treffen. Einen ersten Anstoß zur Intentionsbildung bietet die Risikowahrnehmung. Frau M. soll ihr gesundheitliches Risiko bewusst werden, welches sie eingeht, so sie ihr Verhal-ten nicht ändert. Dem gegenüber steht ihre Handlungs-Ergebnis-Erwartung und damit die zu erwartenden Erfolge. Laut Schwarzer und Renner liegt hier der stärkste Faktor in der ersten Phase. Im Verlauf der Beratung sollen daher die zu erwartenden Ergebnisse besonders hervor gehoben werden. Zuletzt hat auch die Selbstwirksamkeitserwartung Einfluss auf die Zielbildung (Schwarzer & Renner, 2000, S. 493-494). Wie bereits in 1.1 erläutert, wird Frau M. ihr Verhalten nicht ändern, so sie es nicht für durchführbar hält. In der Beratung soll als Ergebnis eine konkrete Entscheidung und Zielsetzung stehen, die zwar herausfordernd, aber dennoch schaffbar für Frau M. scheint. Erst wenn Frau M. ihren Entschluss gefasst hat, ihr Verhalten tatsächlich zu ändern, kann sie in die zweite, die volitionale Phase übergehen.

3.2 Rolle des Beraters und erste Schritte der gesundheitspsychologischen Beratung

Im Prozess der gesundheitspsychologischen Beratung sind zwei Phasen zu unterscheiden: die erste Phase ist die Motivationsphase zur Verhaltensänderung, in der zweiten Phase wird der Klient bei der Durchführung des neuen Verhaltens begleitet und unterstützt (Basler, 1987). Die Beratung umfasst damit mehr als nur die reine Informationsübertragung.

Zur Beschreibung der Rolle des Beraters in der gesundheitspsychologischen Beratung sei gesagt, dass jeder Interessent jede Entscheidung selbst treffen und auch die Verhaltensänderung selbst wollen und letztendlich durchführen muss. Die Aufgabe des Beraters ist also nicht, den Klienten zu einer Verhaltensänderung zu überreden, sondern ihn bei der Entscheidungsfindung und Umsetzung des neuen Verhaltens zu unterstützen. Der Berater darf nicht zum Retter seines Klienten werden. Er wirkt stattdessen als Begleiter, der Entwicklungsmöglichkeiten aufspürt und ermutigt. Der Klient arbeitet jedoch aus eigener Kraft. Diese Rollenverteilung muss sowohl dem Ratsuchenden als auch dem Berater klar sein. Der Berater soll eine personenzentrierte Haltung einnehmen. Er bewertet die Aussagen des Klienten nicht, sondern akzeptiert sie. Die persönliche Meinung des Beraters spielt keine Rolle. In der Beratung soll er die Beweggründe des Klienten erkennen, seine Motivation aufdecken und ein Problembewusstsein schaffen. Der Berater leistet damit Hilfe zur Selbsthilfe. Die Beratung soll die Selbstverantwortung und Selbstreguationsfähigeit des Klienten fördern. Wichtige Eigenschaften des Beraters sind demzufolge unter anderem Akzeptanz, Empathie, Echtheit in seinem Verhalten sowie die Fähigkeit effektive Fragen zu stellen und auf die Aussagen des Klienten einzugehen (Wolters, 2015).

Die Vorbereitung der Beratung beginnt bereits vor dem ersten persönlichen Kontakt. Zur Vorbereitung gehören die organisatorische sowie die mentale Vorbereitung. Zum organisatorischen Anteil zählen das Terminmanagement, die Bereitstellung der benötigten Materialien sowie das Sammeln der bereits vorhandenen Informationen zum Klienten. Die mentale Vorbereitung schließt das Prüfen der Einstellung des Beraters in Bezug auf die eigene Rolle, die Situation und den Klienten ein. Letzteres ist entscheidend für den ersten Kontakt zwischen Berater und Klient. Hier sind die paraverbalen und nonverbalen Aspekte der Kommunikation entscheidender als der verbale Anteil. Der erste Eindruck beeinflusst die Sympathie wesentlich. Schon die Begrüßung hat somit Einfluss auf den Verlauf des weiteren Gesprächs. Zu Beginn soll eine positive Beziehungsebene und Vertrauen als Grundlage des weiteren Verlaufs der Beratung aufgebaut werden. Nur, wenn ein Gefühl der Sicherheit beim Klienten existiert, wird er seine Motive, Ängste und Probleme preisgeben (Pieter, 2018).

3.3 Gesprächsverlauf

Im Folgenden wird ein beispielhafter Gesprächsverlauf einer gesundheitspsychologischen Beratung zwischen Frau M. (M) und Frau K. (K) dargestellt. Frau Müller ist zur Beratung im Fitnessstudio erschienen. Frau K. arbeitet dort als Personal Trainerin und Beraterin.

M: Guten Tag, ich habe hier einen Termin um 15 Uhr bei einer Frau K....?

K: Herzlich Willkommen! Ja das bin ich! *lacht freundlich, geht ihr um die Theke*

entgegen und reicht die Hand → Beziehungsebene aufbauen, Sympathie

K: Kommen Sie, wir setzen uns in den Beratungsraum, dort ist es etwas ruhiger. *geht*

voraus, hält die Tür zum Beratungsraum auf, bietet Stuhl an, beide setzen sich

K: Haben Sie den Weg gut gefunden?

M: Ja, ich fahre hier ja immer vorbei, wenn ich zur Arbeit fahre.

K: Ach, das ist ja praktisch! Wo arbeiten Sie denn?

M: Ich arbeite bei der Stadt – in der Verwaltung – allerdings auch nur noch Teilzeit, also

an drei Tagen wegen der Kinder.

K: Das versteh ich gut. Wie viele Kinder haben Sie denn?

M: Zwei. Die beiden sind jetzt 7 und 4 Jahre alt, aber ich hab mich in den letzten Jahren

hauptsächlich der Familie gewidmet. *sieht kritisch an sich herab* Wie man sieht..

K: Was führt Sie denn zu mir? → ***Frage nach dem Motiv, offene Fragen***

M: Naja, das sieht man ja wahrscheinlich.. ich möchte Abnehmen. *K nimmt Edding und*

Papier, schreibt „Ziel: Abnehmen" auf und pinnt das Papier an die Wand → visualisie-

ren

M: *beobachtet, lächelt schief, etwas unsicher* Seit den Schwangerschaften ist das Ge-

wicht einfach nicht mehr runter gegangen. Ich war früher eigentlich immer recht sport-

lich, aber jetzt mit der Familie.. Ich hab einfach keine Zeit mehr, ich bin ja schon froh,

wenn ich den Alltag und die Arbeit unter einen Hut bekomme.

K: Sie sind hier! Das ist ein guter Anfang. *lächelt* Welche Auswirkungen, liebe Frau M.

schätzen Sie würden Eintreten, wenn Sie nicht zu uns gekommen wären? →

Problembewusstsein schaffen, Risikowahrnehmung erfragen

M: Puh.. Wenn ich jetzt nicht endlich anfange, werd ich's wahrscheinlich nie tun. Und

man liest ja immer wieder, dass Übergewicht schlecht für die Gesundheit sein soll..

K: Nennen Sie mir doch mal 3 Gründe, die Sie von der Erreichung ihrer Ziele abhalten

könnten. → ***Kosten***

M: Hmm.. ich weiß nicht so ganz, woher ich die Zeit nehmen soll für den Sport. Die

Kinder, die Arbeit.. Da bleibt nicht so viel.

K: *schreibt „Zeitmangel" auf ein rotes Papier, pinnt es an* Wann haben Sie denn Zeit?

M: Puh, na das ist ja eben mein Problem. Eigentlich immer nur mittwochs und freitags

eine Stunde zwischen meinem Feierabend bis ich die Kinder abholen muss.

K: Na das ist doch wunderbar!

M: *erst erstaunt, dann nach unten blickend* Naja, aber ich kenn' mich, wenn ich dann mal in Ruhe zu Hause auf dem Sofa sitze, dann steh ich da nicht mehr auf.

K: Nennen wir es, den inneren Schweinehund?

M: Ja, so könnte man es nennen. *K schreibt „Schweinehund" auf ein weiteres Papier und pinnt es unter das erste*

M: Naja.. und ich weiß, zum Abnehmen müsste ich wahrscheinlich auch an der Ernährung was ändern. Ich weiß aber echt nicht, wie. Ich esse eigentlich gar nicht so viel – eben die Reste der Kinder. Und dann esse ich abends manchmal noch was Schnelles, wenn die beiden im Bett sind. Ansonsten hab ich da keine Ruhe für..

K: Wie wollen wir das formulieren?

M: „Alltagsstress" vielleicht? Das trifft's wahrscheinlich am Besten.

K: *schreibt „Alltagsstress" auf und pinnt es dazu* In Ordnung, und nun überlegen Sie mal 5 Gründe, welchen Nutzen Sie hätten, wenn Sie ihr Verhalten ändern? → **Nutzen**

M: Ehrlich gesagt, es gibt da so ein etwas albernes Ziel.. Wir fahren dieses Jahr im Sommer nach Portugal, dort hatte mein Mann mir vor 8 Jahren einen Antrag gemacht..

K: Oh wie schön!

M: Ja! Und ich habe noch das Kleid im Schrank hängen, was ich damals anhatte.. obwohl ich seit Jahren nicht mehr rein passe.

K: Ist das also ein Ziel? Das Kleid in Portugal zu tragen?

M: Das wär' der Traum! *K schreibt „Kleid in Portugal" auf einen grünen Zettel und pinnt ihn rechts unter das Ziel „Abnehmen"*

M: Und ganz allgemein will ich mich einfach endlich wieder wohl fühlen. Mich nervt das.. früher war ich immer eher schlank. *K notiert „Wohlfühlen" und pinnt es dazu*

M: 3 Gründe brauch ich noch, was? *K nickt ermunternd*

M: Ok, ich wäre meinen Kindern gern ein gutes Vorbild in Bezug auf die Ernährung. Und der Große ist nun beim Fußball. Da müssen die Eltern manchmal mitspielen, wenn zu wenig Kinder da sind. Ich schicke gerade fast immer meinen Mann hin, weil ich mir die Blöße nicht geben will.. ich weiß einfach, dass ich nach 5 Minuten aussehe, wie eine Tomate.. *K schreibt auf: „Vorbild", „Fußball"*

M: Und naja, ich denke, meinem Mann würde das natürlich auch gefallen, wenn das hier alles etwas schlanker wäre.. *zeigt an sich herab*

K: Wie heißt Ihr Mann denn?

M: Konrad

K: *schreibt „Konrad" auf den letzten Zettel* Wünschen Sie sich, dass er Sie bei Ihrem Vorhaben unterstützt? Oder vielleicht noch jemand anderes aus dem Freundeskreis oder der Familie und in welchem Rahmen? → *soziale Unterstützung*

M: Ja, das tut er auf jeden Fall! Er ist ein bisschen mitschuldig, dass ich nun hier bin.

K: Vielleicht bringen Sie ihn dann einfach mal mit?

M: Ja, mal sehen. Er macht eigentlich beruflich schon genug Sport. Aber ich habe eine Freundin, die auch darüber nachgedacht hat, mal wieder mit dem Sport anzufangen..

K: Sehr schön! Zu zweit überwindet sich der Schweinehund manchmal besser. *zwinkert ihr zu* Schauen wir uns doch Ihre Ziele noch mal an. Falls Ihnen zu Hause noch weitere Gründe einfallen, erzählen Sie's mir beim nächsten Mal, ja? *M nickt* Was halten Sie davon, liebe Frau M., dass wir nun gemeinsam einen Plan ausarbeiten um Ihre Ziele Wirklichkeit werden zu lassen?

M: *atmet tief durch* In Ordnung! → *Entscheidung, Übergang in Volitionsphase*

K: Sie sagten ja, dass Sie mittwochs und freitags je eine Stunde Zeit haben. Dann schlage ich vor, dass Sie jeden Mittwoch und Freitag in dieser Zeit zu uns kommen! Beim nächsten Mal erarbeiten wir gemeinsam einen Trainingsplan. Außerdem gebe ich Ihnen eine Hausaufgabe: Schreiben Sie bis zum nächsten Mal - ohne Wertung - auf, was Sie momentan essen. Das wird die Grundlage um Ihre Ernährung zu perfektionieren. Priorität hat aber vorerst, dass Sie mittwochs und freitags ab sofort zum Sport kommen. → *Handlungsziel festgelegt* Liebe Frau M., mit welcher Wahrscheinlichkeit zwischen 0 und 10 werden Sie dieses Ziel umsetzen? *malt Skala an* → *Selbstwirksamkeit erfragt*

M: Puh, ok, ähm, ich denke mal eine 7?

K: Eine 7? Großartig! Frau M., sind Sie bereit, dass wir nun den nächsten Schritt gehen und mit der Umsetzung des Plans beginnen?

M: Ja! Puh, ja doch, wirklich! Ich will das! Ich freu' mich sogar ein bisschen.

K: Ich freu' mich auch. Ehrlich. Dann vereinbaren wir noch eine neuen Termin?

M: Gerne!

...

4   Literaturverzeichnis

Basler, H. D. (1987). Beratung als Hilfe während der Verhaltensänderung. In: K. Jork (Hrsg.), *Gesundheitsberatung*. Berlin, Heidelberg: Springer.

Baumann, H. (1996). Fitneß im Alter durch Bewegung. In H. Denk (Hrsg.), *Alterssport: Aktuelle Forschungsergebnisse*. (S. 104-114). Schorndorf: Hofmann.

Chodzko-Zajko, W. J., Proctor, D. N., Fiatarone Singh, M. A., Minson, C. T., Nigg, C. R., Salem, G. J. et al. (2009). Exercise and Physical Activity for Older Adults. *Official Journal of the American College of Sports Medicine*. 1510-1530.

Dohnke, B., Müller-Fahrnow, W. und Knäuper, B. (2006). Der Einfluss von Ergebnis- und Selbstwirksamkeitserwartungen auf die Ergebnisse einer Rehabilitation nach Hüftgelenkersatz. *Zeitschrift für Gesundheitspsychologie. 14* (1), Göttingen: Hogrefe.

Fleig, L., Lippke, S., Wiedemann, A. U., Ziegelmann, J. P., Reuter, T., Gravert, C. (2010). Förderung von körperlicher Aktivität im betrieblichen Kontext. Ein randomisiertes Kontrollgruppen-Design zur Untersuchung von stadienspezifischen Interventionseffekten. *Zeitschrift für Gesundheitspsychologie. 18* (2), 69-78. Göttingen: Hogrefe.

Fuchs, R. & Schwarzer, R. (1994). Selbstwirksamkeit zur sportlichen Aktivität: Reliabilität und Validität eines neuen Meßinstruments. *Zeitschrift für Differentielle und Diagnostische Psychologie. 15* (3), 141-154.

Jordan, S., Weiß, M., Krug, S., Mensink, G. B. M. (2011). Überblick über primärpräventive Maßnahmen zur Förderung von körperlicher Aktivität in Deutschland. (Bundesgesundheitsblatt 55). 73-81. Berlin, Heidelberg: Springer.

Krug, S., Jordan, S., Mensink, G. B. M., Müters, S., Finger, J. D., Lampert, T. (2013). Körperliche Aktivität. Ergebnisse der Studie zur Gesundheit Erwachsener in Deutschland (DEGS1). *(Bundesgesundheitsblatt 56)*. 765-771. Berlin, Heidelberg: Springer.

Lehr, U. (1979). Gero-Intervention – das Insgesamt der Bemühungen, bei psycho-physischem Wohlbefinden ein hohes Lebensalter zu erreichen. In U. Lehr (Hrsg.) *Interventionsgerontologie*. (S. 1-49). Darmstadt: Dr. Dietrich Steinkopf.

Lippke, S. & Schüz, B. (2018). Modelle gesundheitsbezogenen Handelns und Verhaltensänderung. In R. Haring (Hrsg.), *Gesundheitswissenschaften. Springer Reference Pflege – Therapie – Gesundheit.* Berlin, Heidelberg: Springer.

McGuire, D. K., Levine, B. D., Williamson, J. W., Snell, P. G., Blomqvist, C. G., Saltin, B. et al. (2001). A 30-Year Follow-Up of the Dallas Bed Rest and Training Study. I. Effect of Age on the Cardiovascular Response to Exercise. *Circulation. 104,* 1350-1357.

Pieter, A. (2018). Studienbrief Psychologie des Gesundheitsverhaltens (rev.20.033.000). Saarbrücken: Deutsche Hochschule für Prävention und Gesundheitsmanagement.

Robert-Koch-Institut. (Hrsg.). (2015). Gesundheit in Deutschland. *Gesundheitsbericht-erstattung des Bundes.* Berlin: Hrsg.

Rütten, A., Abu-Omar, K., Lampert, T. und Ziese, T. (2005). Körperliche Aktivität. *(Gesundheitsberichterstattung des Bundes, Heft 26).* Berlin: Robert-Koch-Institut.

Schneider, J. & Rief, W. (2007). Selbstwirksamkeitserwartungen und Therapieerfolge bei Patienten mit anhaltender somatoformer Schmerzstörung. *Zeitschrift für Klinische Psychologie und Psychotherapie. 36* (1), Göttingen: Hogrefe.

Schwarzer, R. (2004). Psychologie des Gesundheitsverhaltens: Einführung in die Gesundheitspsychologie (3. Aufl.). Göttingen: Hogrefe.

Schwarzer, R. & Fleig (2014). Von der Risikowahrnehmung zur Änderung des Gesundheitsverhaltens. *Zentralblatt für Arbeitsmedizin, Arbeitsschutz und Ergonomie. 64* (5), 338–341.

Schwarzer, R. & Jerusalem, M. (2002). Das Konzept der Selbstwirksamkeit. In M. Jerusalem & D. Hopf (Hrsg.), *Selbstwirksamkeit und Motivationsprozesse in Bildungsinstitutionen.* (S. 28-53) Weinheim: Beltz.

Schwarzer, R. & Renner, B. (2000). Social-Cognitive Predictors of Health Behavior: Action Self-Efficacy and Coping Self-Efficacy. *Health Psychology. 19* (5), 487-495.

Statista. (2016). Aus welchen Gründen treiben Sie keinen Sport?. Zitiert nach de.statista.com. Zugriff am 14.04.2019. Verfügbar unter https://de.statista.com/statistik/daten/studie/247213/umfrage/umfrage-zu-den-gruenden-keinen-sport-zu-treiben

Statista. (2017). Wie häufig treiben Sie Sport?. Zitiert nach de.statista.com. Zugriff am 14.04.2019. Verfügbar unter https://de.statista.com/statistik/daten/studie/698037/umfrage/umfrage-zu-haeufigkeit-sportlicher-aktivitaet-in-deutschland-nach-geschlecht

Statista. (2018). Warum treiben Sie Sport?. Zitiert nach de.statista.com. Zugriff am 14.04.2019. Verfügbar unter https://de.statista.com/prognosen/857883/umfrage-in-deutschland-zu-gruenden-fuer-das-sporttreiben

Strath, S. J., Kaminsky L. A., Ainsworth B. E., Ekelund, U., Freedson, P. S., Gary, R. A. et al. (2013). Guide to the Assessment of Physical Activity: Clinical and Research Applications. A scientific statement from the American Heart Association. *Circulation. 128*, 2259-2279.

U.S. Department of Health and Human Services. (Hrsg.). (1996). *Physical Activity and Health: A Report of the Surgeon General*. Atlanta, GA: Hrsg.

Wolters, U. (2015). *Lösungsorientierte Kurzberatung. Was auf schnellem Wege Nutzen bringt.* (4. Aufl.). Wiesbaden: Springer Gabler.

5 Abbildungs- und Tabellenverzeichnis

5.1 Abbildungsverzeichnis

5.2 Tabellenverzeichnis

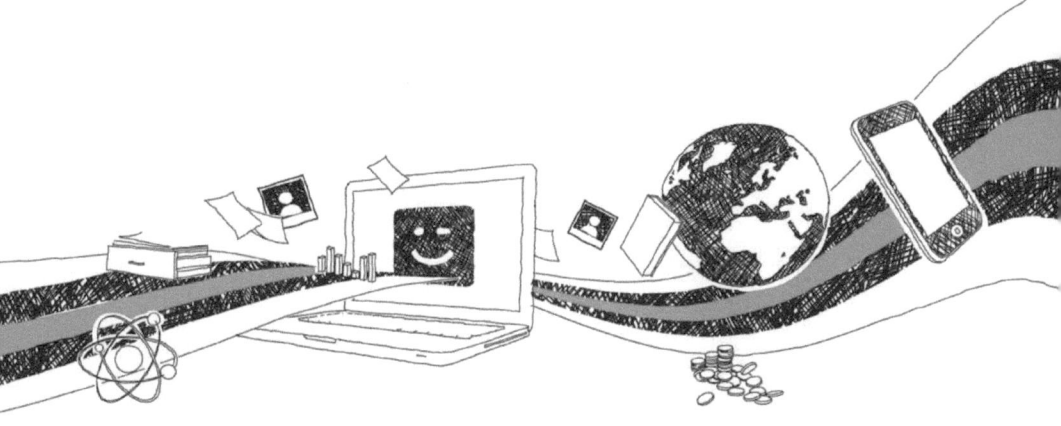
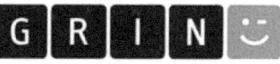